DU TRAITEMENT

DES

ARTHRITES SUPPURÉES TRAUMATIQUES

DU GENOU

(SANS LÉSIONS OSSEUSES)

PAR L'ARTHROSTOMIE

PAR

Charles HERVIEUX

Docteur en médecine.
Docteur ès Sciences Physiques,
Chef de service à l'École Nationale Vétérinaire de Lyon,
Lauréat de l'Institut (Prix Montyon).

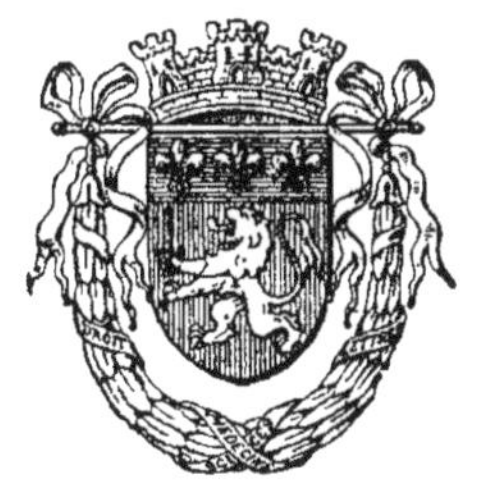

LYON

A. REY, IMPRIMEUR-ÉDITEUR DE L'UNIVERSITÉ

4, RUE GENTIL, 4

—

1915

DU TRAITEMENT

DES

ARTHRITES SUPPURÉES TRAUMATIQUES

DU GENOU

(SANS LÉSIONS OSSEUSES)

PAR L'ARTHROSTOMIE

DU TRAITEMENT

DES

ARTHRITES SUPPURÉES TRAUMATIQUES

DU GENOU

(SANS LÉSIONS OSSEUSES)

PAR L'ARTHROSTOMIE

PAR

Charles HERVIEUX

Docteur en médecine.
Docteur ès Sciences Physiques,
Chef de service à l'École Nationale Vétérinaire de Lyon,
Lauréat de l'Institut (Prix Montyon).

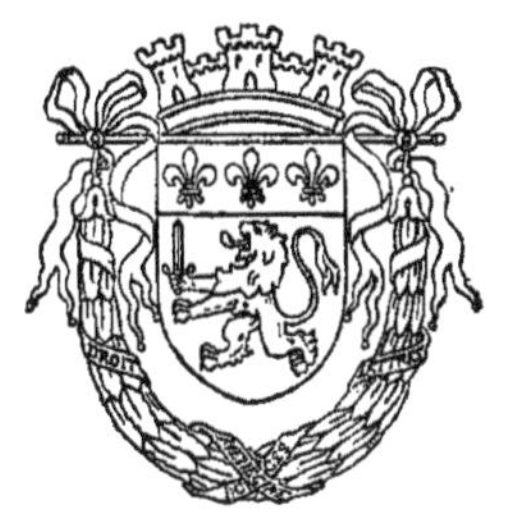

LYON

A. REY, IMPRIMEUR-ÉDITEUR DE L'UNIVERSITÉ
4, RUE GENTIL, 4

—

1915

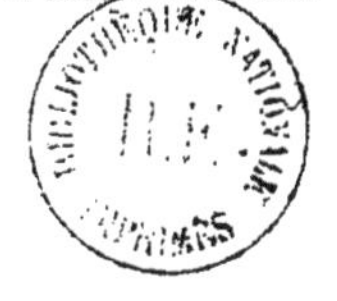

DU TRAITEMENT

ARTHRITES SUPPURÉES TRAUMATIQUES

DU GENOU

(SANS LÉSIONS OSSEUSES)

PAR L'ARTHROSTOMIE

CONSIDÉRATIONS D'ENSEMBLE

La guerre actuelle a montré que la pratique lyonnaise habituelle de la conservation par les résections dans les arthrites suppurées donnait d'excellents résultats, lorsqu'il s'agissait des articulations de l'épaule, du coude, du poignet, de la cheville et du pied, mais que, malheureusement, il n'en était pas de même pour l'articulation du genou.

La gravité des plaies de cette articulation, en effet, a toujours frappé les auteurs qui ont écrit sur la chirurgie.

Cette remarque, nous l'avons faite à l'Hôtel-Dieu dans le Service de M. Tixier, et c'est également ce que M. Tixier a observé dans ses tournées d'inspections militaires. Toujours et partout, c'est le genou qui inquiète le plus les chirurgiens.

Dans les communications et les quelques écrits publiés durant ces derniers mois (Hartmann, Chaput, Quénu, etc.), on se rend compte que le genou est toujours la pierre d'achoppement pour le chirurgien.

Aussi ne cesse-t-on de rechercher les meilleurs moyens, pour préserver le membre de l'amputation.

Dans ces dernières années, en chirurgie gynécologique aussi bien qu'en chirurgie intestinale, l'opérateur s'est toujours appliqué à rechercher les procédés lui permettant d'isoler, grâce à la séreuse péritonéale, le champ opératoire septique, des organes et tissus voisins : c'est la péritonisation.

C'est, guidé par les mêmes principes, que M. Tixier s'est demandé si, dans l'arthrotomie du genou, il ne serait pas possible d'isoler le foyer septique articulaire des tissus voisins, afin d'empêcher la diffusion de la suppuration, ayant son point de départ dans la jointure.

C'est ainsi qu'est née l'idée de l'*arthrostomie* de ἄρθρωσις (articulation) et στόμα (bouche) (bouche allant dans l'articulation).

ANATOMIE

INDICATIONS SOMMAIRES

L'articulation du genou est une des plus complexes de l'organisme.

Les *surfaces articulaires* sont formées par les condyles fémoraux et la trochlée, d'une part ; la face postérieure de la rotule et le plateau tibial, d'autre part.

La partie inférieure de l'os de la cuisse constitue une vaste poulie à gorge ; en arrière, la gorge disparaît et est remplacée par une échancrure profonde.

A la cannelure épiphysaire correspondent, du côté de la jambe, les saillies de la rotule et de l'épine tibiale ; aux deux condyles fémoraux correspondent les surfaces glénoïdes du tibia.

Ces surfaces articulaires sont maintenues en présence :

1° Par un manchon fibreux appelé capsule ;

2° Par des ligaments funiculaires de contention.

Le *manchon* fibreux est essentiellement constitué par des fibres allant du fémur au tibia. Il forme un cylindre dont la circonférence supérieure entoure l'os de la cuisse au niveau de la limite du cartilage d'encroûtement et dont la circonférence inférieure se fixe sur le plateau tibial, à quelques millimètres du cartilage diarthrodial.

Ce manchon capsulaire est interrompu en trois points seulement :

1° A sa face antérieure, au niveau de la rotule ;

2° A sa partie postérieure, au niveau de l'échancrure intercondylienne où il est remplacé par les ligaments croisés, auxquels d'ailleurs il adhère sans les recouvrir ;

3° Sur les parties latérales des ménisques articulaires.

La capsule du genou est entourée d'un tissu conjonctivo-graisseux abondant qui communique largement avec les loges de la cuisse et de la jambe.

Ce fait est important à faire ressortir ici, car il nous permet de saisir pourquoi et avec quelle facilité les fusées purulentes d'origine articulaire se propagent à distance vers ces régions, ou inversement d'expliquer le retentissement sur l'articulation de collections purulentes, de foyers septiques diffus siégeant souvent très loin du genou.

Les *ligaments funiculaires* de contention sont classés en :

1° Ligament antérieur ou sous-rotulien ;

2° Ligaments latéraux qui sont interne et externe ;

3° Ligaments croisés qui sont antérieur et postérieur.

Les *ménisques*, qui sont situés entre les surfaces osseuses, forment des lunules, c'est-à-dire qu'ils ne

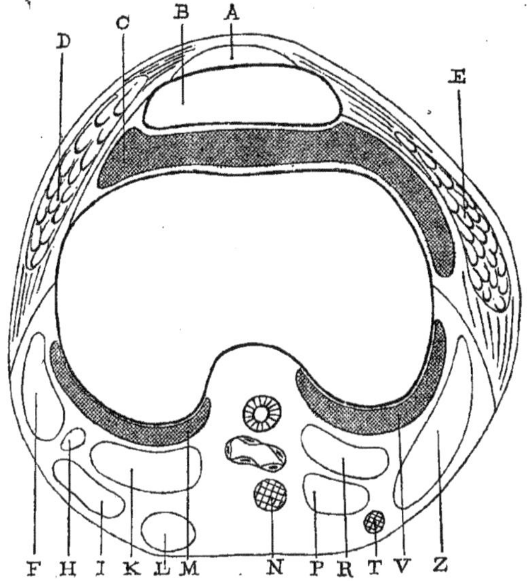

Section transversale schématique du genou par un plan passant par
le milieu de la rotule, le membre étant en extension ; disposition des séreuses.

A, Tendon sous-rotulien.
B, Rotule.
C, Cul-de-sac latéral interne.
D, Vaste interne.
E, Vaste externe.
F, Couturier.
H, Droit interne.
I, Demi-membraneux.
K, Jumeau interne.
L, Demi-tendineux.
M, Cul-de-sac rétro-synovial interne.
N, Nerf sciatique poplité interne.
P, Jumeau externe.
R, Plantaire grêle.
T, Nerf sciatique poplité externe.
V, Cul-de-sac rétro-synovial externe.
Z, Biceps.

recouvrent qu'excentriquement le plateau tibial. Ils sont adhérents à la capsule articulaire et fixés au tibia.

Entre le squelette et les tissus mous est logée la *synoviale*. Cette membrane, qui tapisse la jointure du genou, est la plus vaste et la plus compliquée des synoviales articulaires. Elle forme des recessus et des prolongements nombreux et se laisse très facilement distendre en effaçant ses replis. Lorsqu'elle sera distendue, elle aura une grande propension à coiffer, à engainer pour ainsi dire, les drains qu'on apposera dans l'opération de l'arthrotomie *ordinaire*. Elle formera alors une espèce de méso-synovial et le drainage se fera mal, les œillets du drain étant obturés.

Dans la taille articulaire, c'est la synoviale qui présente un intérêt primordial ; aussi allons nous la décrire sommairement. Pour cela, nous l'étudierons successivement :

1° En avant ;
2° En arrière ;
3° Sur les côtés.

En avant : le cul-de-sac sous-quadricipital est un diverticulum important que la séreuse articulaire envoie sous les fibres musculaires du quadriceps (formé par le tendon du droit antérieur flanqué latéralement des aponévroses d'expansion des vastes internes et externes et en arrière par le muscle crural). Autrefois, on ne considérait que trois muscles à la partie antérieure de la cuisse, et on disait le triceps, d'où le nom de cul-de-sac *sous-tricipital* que l'on donnait alors volontiers à ce prolongement.

Aujourd'hui que le mot quadriceps a les honneurs, il est logique de dire cul-de-sac *sous-quadricipital*.

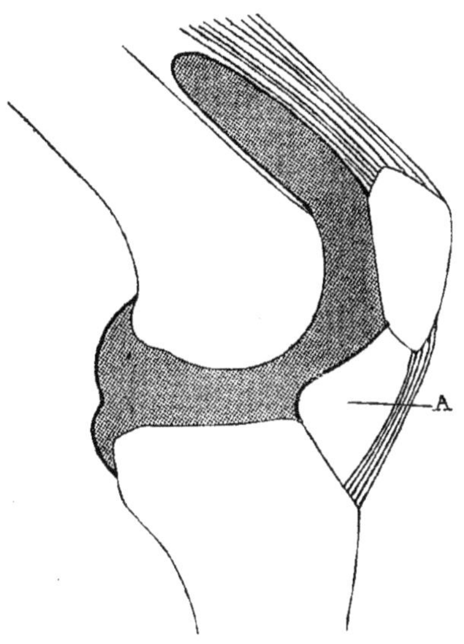

Coupe antéro-postérieure du genou par un plan médian.
On remarquera les trois parties où la membrane synoviale est libre.
A, Paquet adipeux du genou.

Ce dernier est une réflexion de la synoviale entre l'extrémité inférieuro-antérieure du fémur et la partie postérieure du quadriceps. Partie du rebord supérieur de la trochlée fémorale à la limite du cartilage d'encroûtement, la synoviale se dirige en haut en tapissant la face antérieure du fémur; elle remonte ainsi sur une longueur d'environ quatre travers de doigt au-dessus de la rotule. Ensuite elle se réfléchit en bas et en arrière du quadriceps, pour aller se fixer au niveau du bord supérieur rotulien.

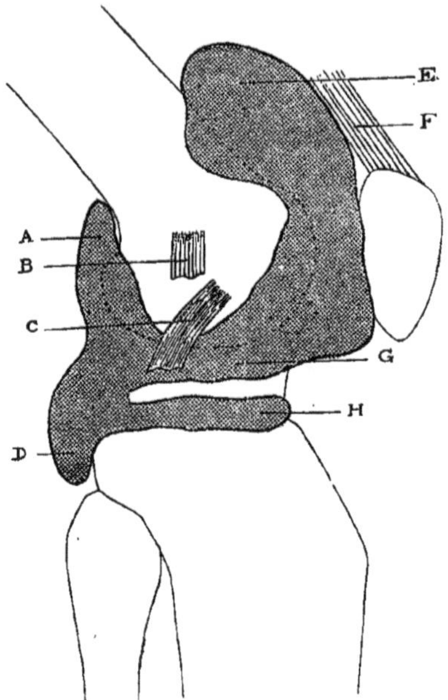

Vue latérale externe schématique du genou.

La synoviale articulaire a été gonflée par une masse à injections.

A, Prolongement rétro-condylien.
B, Ligament latéral externe.
C, Tendon du muscle poplité que recouvre le ligament latéral.
D, Prolongement poplité.
E, Prolongement sous-quadricipital ou sus-rotulien.
F, Tendon du quadriceps.
G, Portion sus-méniscale.
H, Portion sous-méniscale.

On remarquera l'étranglement antéro-postérieur entre la portion sus-méniscale et le prolongement sus-rotulien.

Sur les côtés, la synoviale s'étale largement sous les deux muscles vastes, en coiffant le fémur.

Quelques fibres musculaires s'épanouissent du muscle crural et vont s'insérer à la partie supérieure du cul-de sac pour constituer le muscle tenseur de la synoviale.

Le rôle de ce dernier est de tendre la synoviale et d'empêcher ainsi son pincement pendant les mouvements de flexion du membre.

Parfois, le prolongement sous-quadricipital ne communique pas avec l'articulation, on est alors en présence d'une malformation due à un défaut de développement fœtal. Ce cas particulier nous importe peu ; en effet, le diaphragme, quand il existe, est tellement mince et lâche, que la suppuration a vite raison de sa résistance et on retombe alors dans le cas ordinaire.

La membrane synoviale reprend au niveau de la pointe de la rotule, tapisse la face postérieure du paquet adipeux et vient s'insérer sur la face antérieure et supérieure du tibia. Dans sa partie moyenne, elle projette un mince cordon qui se poursuit dans l'articulation jusqu'à l'échancrure.

En arrière : la séreuse recouvre complètement les ligaments croisés en formant un véritable méso-synovial, puis se réfléchit derrière les condyles où elle forme les culs-de-sac rétro-condyliens.

Elle envoie également un diverticule [1] à la face profonde du muscle poplité ; c'est le prolongement synovial poplité.

Latéralement : la séreuse s'étend du cartilage d'encroûtement des condyles jusqu'au bord supérieur des

[1] Poirier, *Archives générales de médecine*, 1886.

ménisques articulaires où elle s'interrompt. Elle reprend à nouveau sur le rebord inférieur de ces derniers et vient se terminer un peu au delà du plateau tibial.

Donc, sur les côtés, la séreuse forme deux replis :

1° Une portion sus-méniscale ;

2° Une portion sous-méniscale.

SIGNES CLINIQUES

Nous n'avons pas l'intention d'énumérer ici les symptômes bien connus et classiques des arthrites suppurées traumatiques, mais simplement d'indiquer, d'après nos observations personnelles, sous quel aspect ils se sont présentés dans la chirurgie de guerre actuelle.

Alors même que la radiographie ne révèle rien, on doit se méfier de suite de l'existence possible de lésions osseuses sous-jacentes et de fissures linéaires, à cause de leur retentissement rapide sur l'état général et des phénomènes d'ostéomyélite aiguë graves qui les accompagnent.

Nous donnerons un exposé succinct des principales formes d'arthrites qu'on est appelé à rencontrer. Ce sont :

1° Des arthrites suppurées *fermées;*
2° Des arthrites suppurées *largement ouvertes;*
3° Des arthrites suppurées *fistulisées;*
4° Des arthrites suppurées avec *lésions osseuses.*

Ces lésions osseuses sont :

$$a) \text{ grossières et évidentes} \begin{cases} \text{fractures} \\ \text{broiements} \\ \text{éclatements} \end{cases}$$

b) ou légères et cachées $\left\{\begin{array}{l}\text{fissures}\\\text{félures}\\\text{éraflures.}\end{array}\right.$

Souvent les fissures articulaires sont consécutives à une lésion siégeant à grande distance du genou et on ne s'en méfie pas (observations I et VI); on croit à une simple hydarthrose symptomatique résultant d'une fracture du fémur ou du tibia et on est porté naturellement à y rattacher les symptômes graves observés, alors qu'en réalité il existe une arthrite suppurée.

Ces différentes formes d'arthrites sont classiques et nous n'avons pas besoin de les décrire; nous nous bornerons à insister surtout sur les symptômes trompeurs que présentent les arthrites suppurées ouvertes.

Localement, on constate que les mouvements de la jointure sont horriblement douloureux, mais aussi que ces souffrances ne sont pas spontanées comme dans les arthrites fermées; elles sont exaspérées par la pression.

L'absence de la fièvre se remarque cliniquement dans les arthrites suppurées ouvertes par projectile ou imparfaitement incisées. Cette absence de fièvre ou l'état subfébrile peut tromper jusqu'au jour ou une septico-pyohémie torpide s'installe. La fièvre de rétention ne se remarque en effet, que dans les cas où l'article est mal ou insuffisamment drainé; les malades succombent alors à une poussée aiguë, résultant du rétrécissement de l'orifice externe fistulisé.

La peau est tendue, il y a un gonflement œdémateux

de la région qui efface les méplats articulaires ; on constate un peu de rougeur et de chaleur.

Les signes d'arthrites sont certains lorsque les bords de la plaie laissent écouler un liquide visqueux, trouble, ichoreux, filant lorsqu'on l'examine entre le pouce et l'index qu'on écarte progressivement.

Parfois, l'arthrite ne paraît pas communiquer avec l'extérieur, car le foyer suppurant originel est situé loin du genou, par exemple dans une plaie de fracture. C'est dans ces cas que Chaput[1] recommande l'injection dans l'articulation d'une solution de bleu méthylène à 1 pour 1.000 et examine si le pus du foyer osseux se colore en bleu.

[1] Chaput, Diagnostic des arthrites suppurées consécutives aux fractures par projectiles *(Presse Médicale*, 15 avril 1915, p. 124).

LÉSIONS OBSERVÉES

A l'œil nu, on constate dans un genou atteint d'arthrite suppurée traumatique — à part la brèche d'entrée qui fait communiquer l'extérieur avec le foyer purulent profond — que :

1° Le *liquide synovial* est trouble, avec des flocons fibrineux en suspension, quelquefois hématique, couleur brun marron.

2° La *membrane synoviale* est dépolie, avec des dépôts fibrineux et purulents; ses parois sont épaissies et lardacées. La synoviale n'est qu'une éponge purulente dont les cryptes sont gorgées de produits infectieux.

3° Les *cartilages* sont amincis, à surfaces irrégulières, fendillés, desquammés par endroits et à teinte violâtre. Par place, ils ont disparu en cartes de géographie. Les surfaces osseuses alors mises à nu sont rougeâtres et spongieuses. On assiste à une véritable ulcération des cartilages.

4° Du côté des *tissus mous*, on constate un œdème périsynovial et périarticulaire ; le tissu conjonctif forme une gangue comprimant les ligaments et les aponévroses et canalisant la suppuration vers des régions éloignées, où elle s'étend en fusées produisant des décollements profonds soit au-dessus, soit au-dessous de l'article.

5° L'os est friable, ramolli, et se laisse facilement évider à la curette, surtour du côté du bulbe tibial.

Les lésions osseuses que l'on rencontre sont de deux sortes :

a) *Lésions initiales*. — Ce sont des pulvérisations, des éraflures, des tunnels, des fissures, des fractures.

b) *Lésions secondaires*. — Ce sont l'aspect framboisé du tissu spongieux des têtes osseuses, l'*ostéite* raréfiante diffuse, la suppuration de l'os.

Les arthrites suppurées du genou se présentent sous deux aspects :

1° Sans lésions osseuses. . . { La synoviale et les tissus mous périarticulaires sont atteints. Par transfixion.

2° Avec lésions squelettiques. { Siégeant sur le fémur. Siégeant sur le tibia et la rotule.

Ces lésions squelettiques peuvent être légères et alors entamer à peine les surfaces articulaires (plateau tibial et condyles), ou bien elles constituent de vastes délabrements osseux qui sont des fractures complètes ou fissuraires.

Les fractures largement infectées qui peuvent occasionner des arthrites suppurées sont de diverses variétés :

1° Des fractures articulaires siégeant sur les condyles (observations VII, VIII, IV, XII).

2° Des fractures épiphysaires (observation V) ;

3° Des fractures juxta-épiphysaires (cas de Lenoir) ;

4° Des fractures diaphysaires (observations I et IV).

Dans le voisinage de l'article et consécutivement à l'arthrite, on trouve des migrations purulentes qui s'étendent parfois très loin (jusqu'au triangle de Scarpa).

Les incisions longues de l'arthrotomie du genou, faites dans des foyers généralement infectés, entament le tissu conjonctif sur une grande épaisseur et le mettent dès lors largement en contact avec le pus. Ce tissu lâche résiste peu à l'infection, et emprisonné comme il l'est entre de solides aponévroses et des muscles, il devient une proie facile pour le processus microbien.

Habituellement, les fusées purulentes se frayent un trajet soit en arrière, vers le creux poplité ; soit en haut, vers le quadriceps et les loges de la cuisse ; soit en bas, vers le mollet : ce sont des abcès arthrifluents.

Pour éviter la diffusion de la suppuration et l'envahissement progressif du tissu conjonctif le long des aponévroses, M. Tixier a eu l'idée de pratiquer l'isolement, le cloisonnement étanche des interstices conjonctivo-graisseux.

Dans ce but, il suture à la peau la synoviale épaissie. Cette opération est facile, vu le grand développement de la séreuse articulaire et son épaississement dû à la réaction inflammatoire.

On a alors une véritable bouche largement ouverte sur le dehors, une *arthrostomie*.

OBSERVATIONS

Dans les observations qui suivent, nous en avons colligé un certain nombre qui ont trait aux arthrites avec lésions osseuses plus ou moins graves, cela afin de montrer combien dans ces cas on est désarmé et qu'on a comme recours ultime l'amputation.

Observation I

Fracture de cuisse avec très large foyer suppurant.
Arthrite suppurée tardive. — Arthrostomie.

V..., Jean, âgé de trente-deux ans.

Blessé le 31 août au col de la Chipotte.

Arrivé dans la nuit du 3 au 4 septembre à l'Hôtel-Dieu avec une fracture ouverte de partie moyenne du fémur par éclat d'obus. Il existe une très large plaie musculaire de la face externe de la cuisse. Pansement au goménol et traitement de la fracture par traction. La plaie est longue à guérir. En janvier il persiste une suppuration par un bourgeon charnu très volumineux. La radiographie montre de grosses esquilles osseuses.

13 janvier. — Sous anesthésie générale on enlève des esquilles volumineuses.

18 janvier. — On assiste à une ascension brusque de la température. La fièvre monte à 40°8, le malade a vomi; on constate un érysipèle serpigineux de la cuisse.

C. H.   2

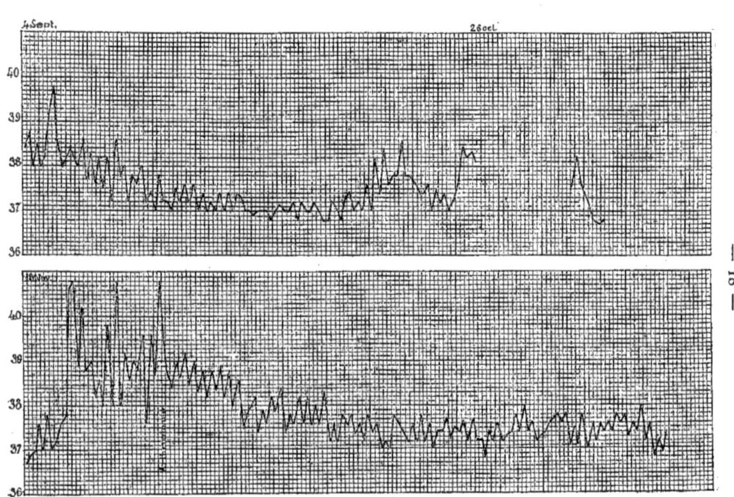

Diagrammes représentant les variations de la tempérnture dans l'observation I.

26 février. — Le malade souffre horriblement de son genou et un simple mouvement lui arrache des cris ; la température s'élève à 39°7 ; les signes cliniques d'arthrite du genou sont évidents. On fait alors une ponction sur la ligne externe qui permet de recueillir environ 5o centimètres cubes d'un pus crémeux, légèrement verdâtre. Lavage à l'éther de l'articulation et évacuation de ce dernier.

On note un fait très intéressant : la douleur du genou a disparu et la température est tombée. Mais cette amélioration n'est que fugace. Le soir, puis le lendemain, la fièvre remonte à 41 degrés et la jointure est toujours distendue quoique non douloureuse.

1er mars. — On se décide à pratiquer l'arthrostomie. Grande incision bilatérale d'Ollier et drainage du cul-de-sac sous-quadricipital. On applique le nouveau procédé de suture au surjet de la synoviale épaissie au tissu cellulaire et à la peau. Grand lavage à l'éther anesthésique. On passe deux gros drains. Pansement et gouttière.

Dès le lendemain, la température baisse et oscillera désormais entre 37 et 38 degrés (mars, avril, mai). Au début de mai, l'arthrostomie du genou est complètement cicatrisée avec conservation d'une partie des mouvements de l'articulation.

OBSERVATION II

Plaie pénétrante du genou. — Arthrite suppurée.
Arthrostomie.

D..., Antoine, âgé de vingt-trois ans.
Blessé le 4 septembre 1914.
Arrivé le 7 septembre, au matin, à l'Hôtel-Dieu. —
Il existe une plaie pénétrante du genou. La température

est de 40°2. Opération d'urgence le 7 septembre au soir. On constate que la plaie pénètre dans le genou à travers le tendon sous-rotulien, le bec de la rotule est emporté dans le genou. L'écoulement est faible. Hémarthose énorme.

Anesthésie générale.

Incision bilatérale arthrotomique d'Ollier et incision du cul-de-sac sous-quadricipital, suivant les indications de Jaboulay. M. Tixier essaie la suture au surjet de la synoviale à la peau au moyen de cutguts — Drainage avec deux gros drains. Teinture d'iode dans l'articulation. Pansement et immobilisation.

Les suites sont normales; le malade sort guéri avec les mouvements fonctionnels de son genou non complètement rétablis.

Observation III

Plaies suppurantes profondes de la cuisse et du mollet.
Arthrite suppurée tardive. — Arthrostomie.

B..., Alexis, âgé de vingt-sept ans.

Blessé le 22 septembre à Apremont.

Vient de l'hôpital Bautzen, à Toul, où il est resté plus de deux mois, jusqu'au 29 novembre 1914.

A l'arrivée, le 1er décembre au matin, on constate des plaies musculaires profondes par éclat d'obus sur toute la longueur de la jambe droite. Vastes délabrements et abrasions musculaires considérables : chute du pied en avant.

La radiographie, faite à l'arrivée, ne montre aucune lésion osseuse, mais un éclat dans le mollet.

7 décembre. — Pansement et désinfection de la plaie, on retire un *petit* éclat d'obus.

19 décembre. — Pansement au diachylon pour rapprocher les bords des plaies qui sont béants.

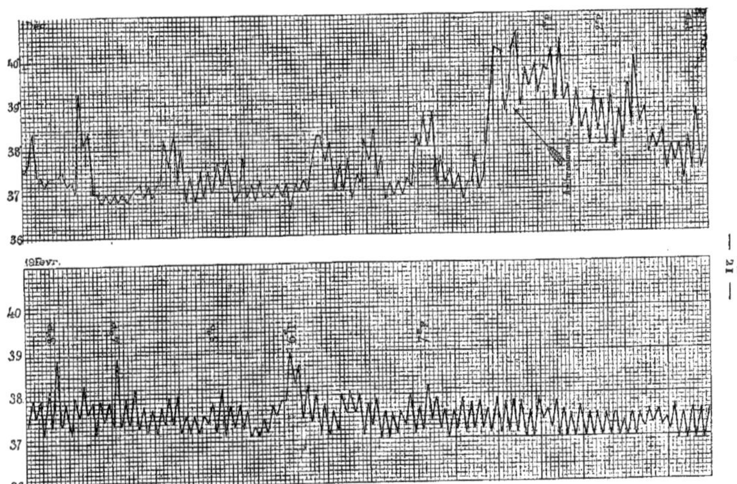

Diagrammes représentant les variations de la température dans l'observation III.
On remarquera l'influence du renouvellement des pansements sur la température.

Le malade est pâle et présente un mauvais état général : pas de sucre, pas d'albumine dans les urines.

Dans le courant de janvier, plusieurs poussées fébriles.

23 janvier. — Première intervention. On découvre, dans la partie supérieure de la plaie du mollet le corps étranger qui est un gros éclat d'obus et on draine de part en part le mollet entre les jumeaux et le soléaire. Les jours suivants la température et reste très élevée.

26 janvier. — On constate une arthrite suppurée du genou. Ponction exploratrice : on retire un pus grumeleux. Injection d'éther dans l'articulation. On radiographie à nouveau, on ne constate plus de corps étrangers.

27 janvier. — Arthrostomie. Grande incision bilatérale d'arthrotomie, très haute et très basse. Bordage sérocutané par un surjet au catgut n° 1. Abondant lavage à l'éther anesthésique. La température reste toujours élevée entre 38 et 39°5.

24 février. — On met un plâtre de jambe (troisième pansement).

La plaie va très bien : légère exsudation ; bourgeons abondants qu'on réprime au moyen du crayon de nitrate d'argent.

On évacue le malade complètement guéri de son genou ; mais son mollet et sa cuisse ne sont pas encore entièrement cicatrisés. Les mouvements articulaires sont faibles.

Note. — Les feuilles de température montrent merveilleusement ici l'influence du renouvellement des pansements sur la fièvre. Les larges plaies de la cuisse et du mollet ont été traitées heureusement par des cothurnes faits au moyen de bandelettes de diachylon afin de rapprocher les bords des vastes plaies.

OBSERVATION V

Arthrite suppurée du genou avec lésions osseuses.
Arthrostomie. — Amputation.

B..., Joseph, âgé de trente-trois ans.

Blessé le 23 septembre 1914.

Arrivé le 27 septembre matin à l'Hôtel-Dieu.

A l'entrée : 1° plaie par balle de fusil du creux poplité. Entrée de la balle à la racine de la cuisse. Balle non sortie. Gros hématome du genou droit.

2° Plaie légère par éclat d'obus à la face externe de la cuisse.

3° Séton par éclat d'obus au bras gauche, au niveau de l'empreinte deltoïdienne.

27 septembre. — Grosse suffusion sanguine dans le creux poplité droit, où la peau a comme éclaté.

Anesthésie générale. Incisions verticales du creux poplité ; on fait deux drainages. Le doigt introduit perçoit sur le tibia une lésion et ramène des débris osseux.

Un gros drain est placé à la face postérieure du creux poplité, en évitant le contact des vaisseaux. Immobilisation dans une gouttière.

6 septembre. — Dix jours après, on remarque des signes d'arthrite suppurée évidents.

7 octobre. — On pratique l'arthrotomie à l'ordinaire : le doigt ne perçoit rien d'anormal à la partie antérieure ; un drain est maintenu dans le creux poplité.

Malgré des phénomènes pulmonaires intenses (infarctus), le malade va bien.

14 octobre. — Brusquement, dans la nuit, il se produit une hémorragie secondaire du creux poplité. Le chirurgien de garde pratique la ligature des artères péronière et tibiale postérieure et enlève une balle.

15 octobre. — Le malade va très mal et a beaucoup de fièvre; sa jambe est froide, violacée. On décide l'amputation de la cuisse qui est faite très rapidement.

(L'examen de la pièce montre une excavation de *la face postérieure* du plateau tibial, là où M. Arnaud avait enlevé la balle. Une fissure avait fendu le cartilage diarthodial et se poursuivait sur l'épiphyse de l'os.)

Le malade a bien guéri de son amputation.

Observation VI

Arthrite suppurée consécutive à une plaie de la cuisse.
Longue fissure osseuse. — Amputation.

M..., Augustin, âgé de trente-trois ans.
Blessé le 20 décembre à Apremont (bois d'Ailly).
Arrivé le 31 décembre à l'Hôtel-Dieu.
Symptômes à l'entrée : large plaie à la cuisse droite, par éclat d'obus.

24 décembre. — Drainage de cette dernière ; large débridement.

Les jours suivants, la suppuration est extrêmement abondante et fétide et la radiographie montre simplement la présence d'un corps étranger qu'on enlève et draine largement.

6 janvier. — Nouveau drainage de la cuisse. La température remonte dès le lendemain à 40° 5, puis baisse régulièrement.

Le 12 on renouvelle le pansement.

Le malade souffre beaucoup du genou, les douleurs sont excruciantes.

14 janvier. — Distension des culs-de-sac. Le diagnostic qui s'impose est : arthrite suppurée.

Ce même jour, on pratique une ponction exploratrice et

on trouve qu'il y a du pus. Sous anesthésie générale,
on fait alors une arthrostomie typique avec lavage à l'éther.

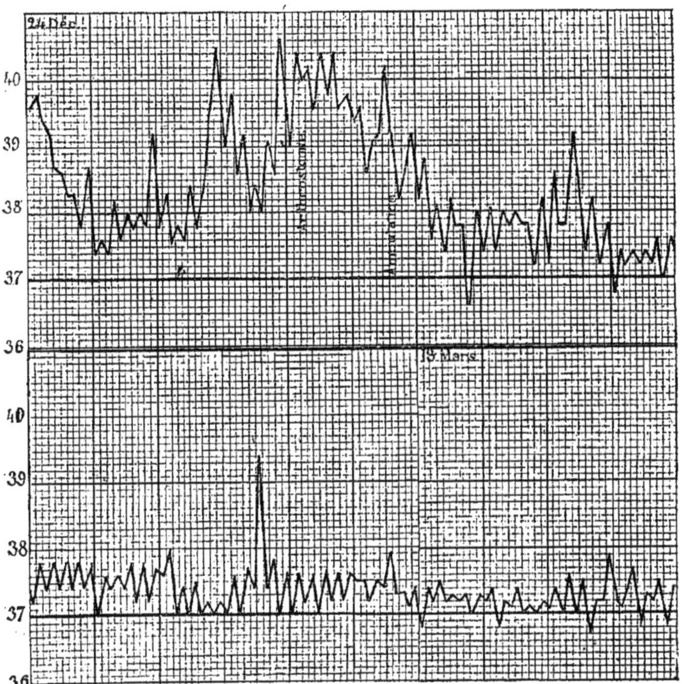

Diagramme représentant les variations de la température
dans l'observation VI.

On fixe la synoviale aux lèvres de la plaie selon le procédé
du bordage. Large drainage et contre-ouverture à la partie
postérieure de la cuisse, car il y a une grosse suppuration.

16 janvier. — On risque une injection de vaccin de
Wright pour voir son effet sur la suppuration.

Le pronostic est sombre, la température très élevée; le
malade a le facies terreux.

20 janvier. — La fièvre est à 40°2 et le blessé présente des signes de délire et des frissons violents.

21 janvier. — Le malade conserve du délire et son état général périclite. Il faut sauver le malade. On pratique l'amputation de la cuisse très haute et on laisse tout ouvert.

(A l'examen de la pièce, on constate une fissure osseuse partant de la partie moyenne du fémur et plongeant jusqu'à quelques centimètres de l'articulation du genou.)

Dans la suite, le malade fait des hémorragies secondaires et reste toujours très pâle. Les urines renferment de l'albumine : o gr. 25 par litre. Cette albuminurie persiste jusqu'à son évacuation de l'Hôtel-Dieu, qui a lieu en avril.

Le malade revient à l'Hôtel-Dieu au mois de juin pour une recoupe de son moignon. On diffère l'intervention, car il a toujours beaucoup d'albumine dans ses urines.

La pièce a été montée et est conservée au laboratoire de la clinique.

Observation VII

Arthrite suppurée avec fracture des deux condyles fémoraux. Arthrostomie.

M..., Antoine, âgé de vingt-cinq ans.

Blessé à Flirey le 11 mai 1915.

Arrivé à l'Hôtel-Dieu, le 14 mai.

Symptômes à l'entrée : 1° éclat d'obus dans le mollet (éclat ayant été enlevé);

2° Shrapnell dans le genou gauche, ayant traversé l'article de dedans en dehors, avec fracture de l'extrémité inférieure du fémur. Grosse hémarthrose. Infiltration bronzée sur la face externe.

La déformation du genou est énorme, les culs-de-sac sont

distendus au maximum. Les bords des plaies d'entrée et de
sortie du shrapnell à la face interne comme à la face externe
sont mâchés et laissent suinter un liquide ichoreux, louche.
Il est certain que la balle a traversé les condyles fémoraux,
et que le diagnostic d'arthrite suppurée du genou avec
lésions osseuses est fatal.

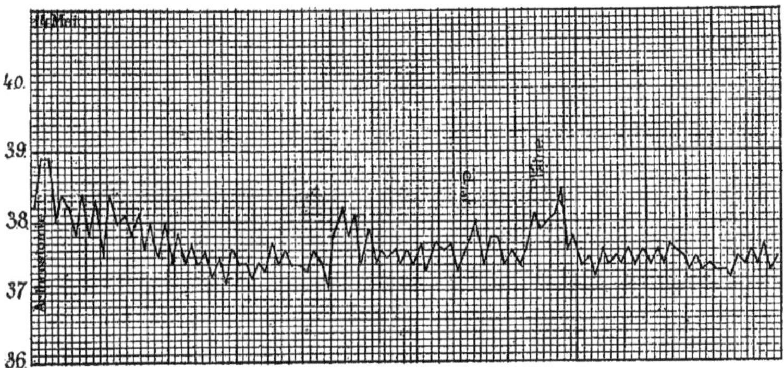

Diagramme représentant les variations de la température
dans l'observation VII.

Il faut tenter de sauver la cuisse.

Le 14 mai au soir, sous anesthésie générale, on pratique
l'arthrostomie à l'ordinaire par deux grandes incisions
latérales qui laissent couler un grand verre de liquide
marron, formé par le sang épanché dans le genou avec
réaction et hypersécrétion de la synoviale. Le doigt introduit dans l'interligne, reconnaît un gros éclatement en
bouillie de l'extrémité inférieure du fémur. Sachant par
expérience les mauvais résultats de la résection, on adopte
une conservation à outrance.

Pour cela :

1° On passe un gros drain à travers le squelette, drain
qui suit exactement le trajet transversal accompli de part
en part par la balle ;

2° Au catgut, on fait l'arthrostomie typique à l'ordinaire avec surjet;

3° Drainage à la Jaboulay du cul-de-sac sous-quadricipital;

4° Lavage à l'éther et immobilisation dans une gouttière;

5° Mise en position élevée de la jambe. La suture de la

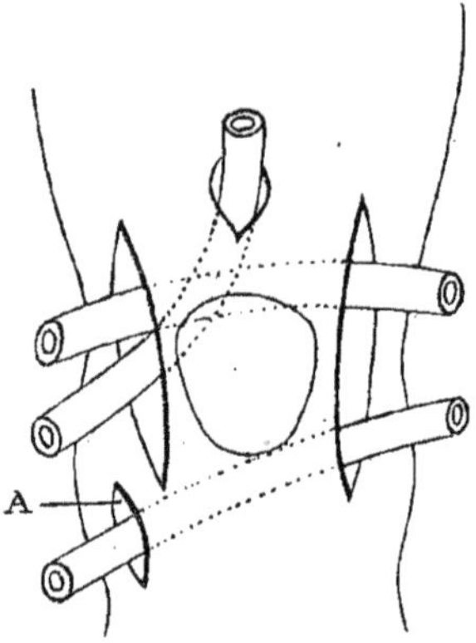

Schéma du drainage pratiqué dans l'observation VII.

A, Plaie d'ouverture faite par le projectile à la face externe.
On remarquera que le drain inférieur traverse les deux condyles fémoraux.

synoviale à la peau a été continue et a déterminé un affrontement parfait.

L'hémostase a été remarquable et complète, cela sans faire de ligatures. Cependant, l'hémorragie, au moment de l'incision, était très abondante.

Les jours suivants, la température est normale. Il faut attendre le plus longtemps possible avant de refaire le pansement.

Premier pansement, le 15 juin; deuxième pansement, le 20 juin, et on met un plâtre de jambe pour immobiliser parfaitement le genou.

OBSERVATION VIII

Arthrite suppurée avec lésions osseuses du fémur.
Arthrostomie.

T..., Gustave, âgé de trente-cinq ans.
Blessé le 14 juin 1915 dans le bois le Prêtre.

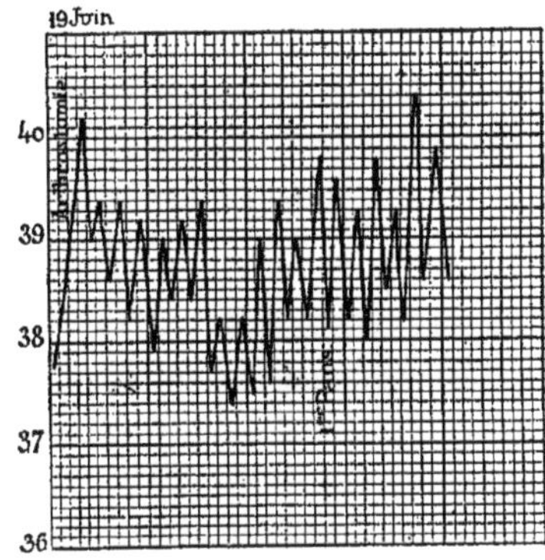

Diagramme représentant les variations de la température
dans l'observation VIII.

Il s'est formé un abcès du creux poplité qui a été débridé le 10 juillet.

Arrivé à l'Hôtel-Dieu dans la nuit du 18 au 19 juin.
Hospitalisé à Pont-à-Mousson pendant trois jours.
Symptômes à l'arrivée : le malade présente une plaie à bords mâchés de la face externe du genou gauche.
La plaie est infiltrée et recouverte de bourgeons charnus, blafards, qui indiquent une suppuration profonde, osseuse ou articulaire.

Un drain pénètre dans l'article et laisse écouler un pus épais, mal lié, visqueux, pus d'arthrite. Il est évident qu'il y a une arthrite suppurée et que le drainage n'est pas suffisant. Le malade a peu de température.

19 juin. — Anesthésie générale. On pratique l'arthrostomie large, typique, avec les deux incisions latérales ordinaires et le drainage du cul-de-sac sous-quadricipital à la Jaboulay ; de plus, on applique systématiquement la modification ordinaire, c'est-à-dire la suture soignée et méthodique par un surjet, de la synoviale à la peau.

Ce procédé opératoire est très régulièrement et très facilement pratiqué à la face *interne* du genou, là où l'incision a été exécutée chirurgicalement. De même, au niveau de l'orifice d'entrée du drain dans le cul-de-sac supérieur. Mais, à la face *externe*, là où la plaie était mâchée et les bords de la synoviale infiltrés, cette suture n'a pas été continue ; de plus, l'examen de l'intérieur de l'articulation, fait à l'aide du doigt, révèle une fracture de la surface cartilagineuse diarthrodiale du condyle externe.

C'est donc un cas défavorable pour l'arthrostomie simple, car il y a des lésions osseuses considérables sous-jacentes. Large drainage.

Lavage à l'éther et immobilisation dans une gouttière en position élevée du pied à la Jaboulay.

OBSERVATION IX

Plaie pénétrante du genou. — Arthrite suppurée.
Arthrostomie.

O..., Auguste, âgé de vingt-trois ans.
Blessé le 20 juin dans la tranchée de Calonne.

Arrivé à Chambéry, le 23 juin. Blessure par éclat d'obus au genou gauche.

Symptômes à l'entrée : on remarque une petite plaie non suppurante, recouverte de sang desséché, située un peu au-dessus de l'interligne.

L'articulation présente un épanchement et est le siège d'une douleur au toucher et qui est exagérée par les mouvements. Cette douleur n'est pas très intense.

Après un badigeonnage à la teinture d'iode, on immobilise l'articulation dans une gouttière.

La température est de 38°2. Le lendemain matin, le malade a 38°3.

24 juin. — Le patient est vu par M. Tixier. Le genou est globuleux, les culs-de-sac sont distendus et l'œdème périarticulaire considérable. Le blessé éprouve une douleur intense au moindre contact et au moindre mouvement. L'entrée du projectile (éclat d'obus) sur la face externe du genou, sans porte de sortie, ne laisse aucun doute sur l'existence d'une arthrite suppurée, déterminée par la présence du projectile dans l'articulation.

Connaissant la gravité des arthrites du genou, on décide l'intervention immédiate.

24 juin. — Arthrostomie par incision classique d'Ollier et incision du cul-de-sac sous-quadricipital. L'incision externe est faite très grande, de façon à permettre l'exploration de l'articulation. On découvre, au milieu d'énormes caillots puriformes qui se sont formés à travers de la synoviale éclatée, le corps étranger en pleine articulation du genou. On complète cette arthrotomie par le procédé nouveau de la suture au surjet de la synoviale à la peau : arthrostomie qui, dans le cas, est typique.

Suture de la synoviale par deux points au niveau du cul-de-sac sous-quadricipital. Lavage à l'éther de l'articulation et gros drain.

Immobilisation dans une gouttière.

On n'a pas constaté de lésions osseuses à l'exploration.

Le soir et le lendemain de l'opération, fortes douleurs ayant nécessité plusieurs piqûres de morphine.

La température est de 39°1, et va en diminuant les jours suivants.

29 juin. — Le blessé se plaint de nouveau de souffrir et tout rentre dans l'ordre les jours suivants.

OBSERVATION XI

Arthrite suppurée avec lésion du bulbe du tibia.
Arthrotomie. — Amputation.

F..., Joseph, agé de trente-six ans.

Blessé le 19 décembre à Apremont.

Premier pansement au poste de secours. Arrivé le 23 décembre à l'Hôtel-Dieu.

Symptômes à l'entrée : 1° plaie articulaire à la face externe du genou gauche avec fracture de la face interne du tibia ;

2° plaie superficielle au niveau du condyle interne du genou droit ;

3° gelures des deux pieds.

24 décembre. — Le genou est plein de pus. Le projectile a pénétré sous le tendon sous-rotulien et a fracturé le tibia.

Anesthésie générale. On fait l'arthrotomie simple. Incision bilatérale de résection du genou, suivant OLLIER, et on pratique les drainages comme dans l'arthrotomie ordinaire et, malgré que le *bulbe* du tibia soit ouvert en avant et comme le cartilage diarthrodial est en grande partie conservé, on décide de tenter la simple arthrotomie, la résection donnant ordinairement de si piètres résultats.

Les jours suivants, la fièvre se maintient entre 39 et 40 degrés.

5 janvier. — Il y a toujours de la fièvre ; on ouvre le pansement et on constate que les sutures ont lâché.

La suppuration, qui est très abondante, provient d'un cla-

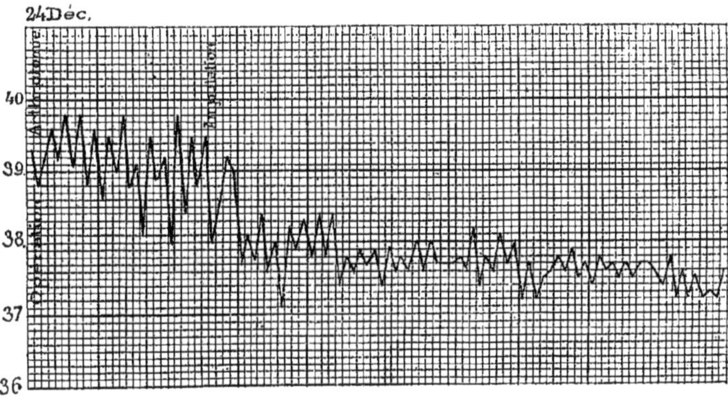

Diagramme représentant les variations de la température
dans l'observation XI.

A partir du jour de l'amputation,
les phénomènes septico-pyohémiques disparaissent.

pier qui remonte très haut dans la cuisse. On décice d'amputer celle-ci le lendemain.

6 janvier. — Amputation de la cuisse gauche au tiers supérieur. On laisse tout ouvert. Il existe des fusées purulentes tellement vastes du côté de la cuisse que les muscles ne sont qu'une éponge de pus.

Peu à peu le malade se remet.

2 Mars. — Curettage de la face externe du genou droit et ablation des bourgeons charnus et exubérants.

Évacué le 13 mars.

Observation XII

Arthrite suppurée ancienne. — Arthrostomie atypique.
Résection. — Amputation.

D..., Louis, vingt et un ans.
Blessé le 4 mai, tranchée de Calonne.
Soigné à Verdun jusqu'au 17 juin.

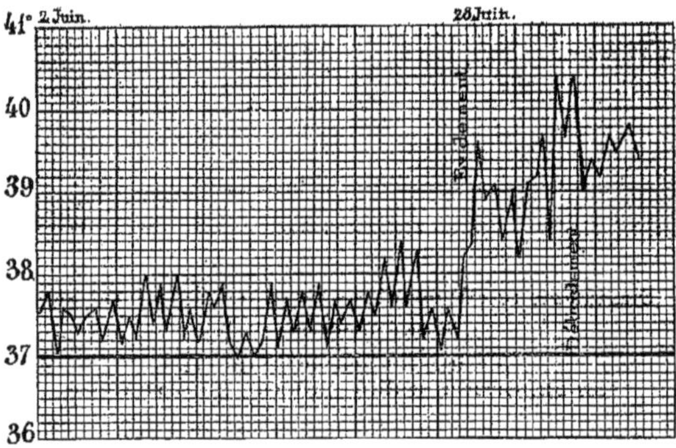

Diagramme représentant les variations de la température
dans l'observation XII.
On remarquera que, l'arthrite étant largement ouverte,
la température sera peu élevée jusqu'à l'intervention.

Symptômes à l'arrivée : large plaie bourgeonnante de la
face interne du genou, douleurs vives, arthrite suppurée.
Il existe sur la face interne du genou, au niveau de l'interligne, une grande balafre à bords irréguliers et mâchés,
indiquant une suppuration persistante et profonde ; du reste,
la pression à cet endroit fait sourdre du pus épais, odorant.
C'est une arthrite suppurée fistulisée. En outre, la radio-

graphie montre des lésions considérables du condyle interne du fémur, tandis que l'interligne, au niveau du condyle externe, paraît intact. Il faut drainer.

28 juin. — Grande incision interne de l'arthrotomie ordinaire ; la synoviale est rouge tomenteuse et, dans l'interligne, on trouve des bourgeons exubérants et suppurants. On fait une incision antéro-postérieure perpendiculaire à la précédente, qui permet d'enlever toute la partie profonde du condyle interne atteinte d'ostéite. Dans l'intérieur, on découvre des débris de vêtements d'odeur infecte qui ont été inclus dans l'os (depuis deux mois).

Pour bien drainer cette cavité osseuse, on pratique à la face postérieure du genou, en dehors des tendons de la patte d'oie, une incision par laquelle on fait passer un drain. La plaie est tellement large et bourgeonnante qu'on ne peut songer à faire le bordage.

Malgré ce large drainage, le malade ne va pas.

2 juillet. — On fait une incision latérale externe avec bordage et une contre-ouverture postérieure.

Les jours suivants, le malade est affaibli ; le 10 juillet, en désespoir de cause, on pratique une résection qui d'ailleurs ne donne rien puisque le 13 juillet on sera réduit à pratiquer l'amputation de cuisse.

PARALLÈLE ENTRE LA RÉSECTION
ET L'ARTHROTOMIE

Que peut-on faire contre l'arthrite suppurée traumatique du genou avant d'employer le moyen radical, qui est l'amputation.

Dans l'état actuel de nos connaissances, deux méthodes ont été concurremment employées. Ce sont :

1° L'arthrotomie ;

2° La résection.

Du reste, le parallèle établi entre ces deux méthodes conservatrices a de tout temps tenu en éveil l'esprit des chirurgiens civils aussi bien que militaires.

La résection du genou fut pratiquée par VERNEUIL[1], dès 1863.

En 1867, LÖFFLER[2] disait : « Le meilleur moyen de prévenir l'arthrite purulente, c'est de supprimer l'articulation. » L'année suivante, elle fut chaudement préconisée par SPILLMANN.

---

[1] VERNEUIL, Arthrite suppurée du genou et inflammation du cul-de-sac sous-tricipital *(Revue de chirurgie*, septembre 1878).

[2] LÖFFLER, *Generalbericht über den Gesunddienst im Feldzug gegen Dänemark*, Berlin, 1867.

Gurlt[1] a réséqué des genoux en 1870 et mentionne déjà la grande mortalité observée.

La résection fut indiquée, mais avec réticences par Ollier[2], dans son *Traité des Résections des grandes articulations*.

C'est en général une opération peu employée, surtout depuis le fameux plaidoyer de Jalaguier[3] en faveur de l'arthrotomie.

A Lyon, d'amples discussions furent ouvertes sur cette question à la Société de Chirurgie.

Poncet s'est fait l'ardent défenseur de la résection et dans une série d'articles inspirés à ses élèves, Delore[4], Lagoutte[5] et Mailhetard[6], il l'a vivement conseillée dans les cas d'arthrites traumatiques. Mais des adversaires comme Tixier, Gangolphe[7], la combattent et préconisent au contraire l'arthrotomie.

Du reste, cette dernière opinion a été souvent

---

[1] Gurlt, *Die Gelenkresektionen nach Schussverletzung: Geschite, Stastistik, Enderesultate*, Berlin, 1879.

[2] Ollier, *Résections des grandes articulations*, Paris 1895.

[3] Jalaguier, *De l'arthrotomie* (thèse d'agrégation, 255 pages, Paris, 1886, t. VI).

[4] Delore, Résection précoce dans les arthrites suppurées par plaie pénétrante du genou *(Gaz. Médic. Hôpitaux,* 9 nov. 1899).

[5] Lagoutte, Résection dans les arthrites infectieuses aiguës du genou *(Gaz. hebdomad. de Méd. et de Chirurg.,* mai 1893).

Lagoutte, Traitement des arthrites suppurées non tuberculeuses par la résection *(Gaz. hebdomad. de Méd. et de Chirurg.,* 1894).

[6] Mailhetard, *De la résection du genou comme traitement des arthrites infectieuses par plaies pénétrantes de cette articulation* (thèse de méd., Lyon, 1900).

[7] Gangolphe, *Bulletin de la Société de Chirurgie de Lyon,* 1908, p. 364.

défendue par le M. le professeur Vallas lors de discussions devant les différentes Sociétés savantes.

Plus récemment, en 1908, M. Tixier[1], dans un excellent article, essaie de réhabiliter l'arthrotomie en insistant sur les avantages de la pratiquer dès que les premiers symptômes d'arthrite suppurée apparaissent et en recommandant surtout la non-mobilisation de l'article, « tout mouvement réveillant l'inflammation mal éteinte ».

Il cite les remarquables résultats qu'il a obtenus et poursuit :

« La résection osseuse immédiate est souvent inutile et même dangereuse, car elle ouvre dans le foyer purulent des extrémités osseuses capables de résorber les produits septiques. Elle ne devient indispensable qu'à la phase secondaire pour sauver le malade. Elle entre alors en parallèle non avec l'arthrotomie, mais avec l'amputation de cuisse. »

Jules Boeckel conseille la résection du genou, mais seulement lorsqu'il existe des lésions osseuses graves et étendues.

Jaboulay, devant les mauvais résultats fournis par la résection du genou, avait recherché s'il n'existait pas un moyen préférable à l'arthrotomie telle qu'on la pratiquait jusqu'alors pour drainer le genou.

Il a imaginé le drainage par la partie supérieure du

---

[1] Tixier, Plaie contuse articulaire du genou; arthrite suppurée traumatique; arthrotomie simple; guérison; résultats fonctionnels éloignés excellents *(Bulletin de la Société de Chirurgie de Lyon,* 1908, p. 362.

Tixier, *Titres et Travaux scientifiques,* Grenoble, 1914, Allier frères.

cul-de-sac sous-quadricipital, combiné à la position élevée et permanente du membre.

Ses idées sur cette variante furent exposées dans la thèse de GAUTHIER[1].

Nous devons cependant ajouter à ce sujet que nous ne connaissons pas d'études basées sur l'observation de très nombreux cas de chirurgie de guerre.

Tout récemment CHAPUT[2] a remis en honneur la résection en la modifiant au point de vue des suites opératoires et en y adjoignant la traction continue.

Notons en passant, les deux modalités apportées par ALBERTIN[3] et TOLLET[4]; la synovectomie et l'arthrectomie.

La synovectomie consiste, après avoir fait l'incision en H, à extirper la synoviale en ménageant les parties molles (ligaments et cartilages).

L'arthrectomie est une opération intermédiaire entre l'arthrotomie et la résection.

[1] GAUTHIER, *Traitement des arthrites suppurées du genou et des abcès arthrifluents; drainage par le cul-de-sac sous-quadricipital* (thèse de méd., Lyon, 1902).

[2] CHAPUT, Traitement des arthrites suppurées graves du genou et technique de la résection du genou dans les cas de lésions articulaires *(Presse Médicale,* n° 5, février 1915, p. 33).

[3] ALBERTIN, De la synovectomie dans les arthrites infectieuses aiguës du genou consécutives aux plaies pénétrantes de cette articulation *(Province Médicale,* 25 avril et 2 mai 1895).

ALBERTIN, Résultats éloignés de synovectomie faite en 1893, pour arthrite traumatique du genou chez un enfant de trente-trois mois, par piqûre d'aiguille *(Société de Chirurg. de Lyon,* 1911, p. 41).

[4] TOLLET, *De l'application de la synovectomie et de l'arthrectomie au traitement de l'arthrite traumatique suppurée du genou* (thèse de de méd., Lyon, 1896).

Elle consiste à enlever la synoviale, les ligaments croisés, les cartilages. Cette opération serait utilisée dans les cas où les cartilages seraient eux-mêmes envahis.

Les circonstances créées par la guerre nous ont fourni l'occasion d'observer un bon nombre de cas d'arthrites suppurées du genou dans leurs différentes formes.

L'arthrotomie a donné d'excellents résultats lorsque nous n'avions pas affaire à des *lésions osseuses sous-jacentes*, par exemple dans les synovites suppurées ouvertes produites par éclats d'obus et par balles de shrapnell.

L'arthrite suppurée traumatique du genou est rarement due à des blessures par balles de fusil — ce genre de projectile pouvant traverser cette articulation sans y causer de dommages, — il s'agit alors d'une simple transfixion de l'article et la guérison est obtenue sans intervention chirurgicale par l'immobilisation simple du membre dans une gouttière. Nous avons recueilli de nombreux faits de ce genre dans le service de M. Tixier.

Dans un cas, notamment, les deux genoux avaient été transfixés par une même balle, sans provoquer de dégâts sur le système osseux; la guérison fut rapide et complète.

Mais, lorsqu'il existe des lésions infectées sur l'appareil squelettique, lésions mêmes les plus minimes, comme c'est le cas dans les fissures et les félures articulaires si difficiles à dépister, soit avec la radiographie la plus fine, soit au moyen de la sensation tactile —

lors de l'intervention opératoire — et surtout si ces
fissures sont en communication avec un foyer suppurant, l'arthrotomie ne suffit plus (observation VI). Des
résultats analogues viennent encore d'être publiés
par Chaput[1] et Quénu[2].

On est tenté de faire la résection du genou, préconisée par les différents auteurs, mais celle-ci ne donne
que des résultats médiocres, car il se fait généralement une ostéomyélite et, consécutivement, une ré-
sorption de produits septiques par les larges surfaces
spongieuses mises à nu.

Alors de deux choses l'une, ou bien on est réduit à
l'amputation de la cuisse, ou bien on s'expose à perdre
le malade, qui est enlevé par une septico-phyohémie
torpide. Mais avant de se résoudre à l'amputation,
puisque c'est elle seule qui peut sauver le blessé, n'y
aurait-il pas avantage à étendre les indications de l'arthrotomie en améliorant son manuel opératoire?

C'est, d'ailleurs, une des questions les plus étudiées
et les plus controversées par les chirurgiens. Les incisions et les drainages aussi multiples que variés qui
ont été préconisés en sont la preuve.

Il existe, en effet, plusieurs moyens de pratiquer
l'arthrotomie. Le plus employé est celui qui consiste à
mener deux incisions parallèles à l'axe du membre sur

---

[1] Chaput, Généralités sur le traitement des arthrites suppurées
du genou par l'arthrotomie (*Presse Méd*, n° 13, mars 1915, p. 101).

— Traitement des arthrites purulentes du genou en chirurgie de
guerre (*Presse Médicale*, n° 25, juin 1915, p. 200).

[2] Quénu, Sur une variété grave de fracture par éclatement de
l'extrémité supérieure du tibia par projectile (*Société de Chirurgie*,
Paris, mars 1915, p. 747).

les côtés de la rotule, en avant des ligaments latéraux,
et entamant la synoviale sur toute sa hauteur.

Certains auteurs, désirant drainer plus complètement les parties déclives de l'articulation, ont pratiqué
des contre-ouvertures postéro-interne et postéro-ex-
terne. Celles-ci sont situées ; en dehors, au-dessus
du tendon du muscle biceps ; en dedans, en plein milieu
des muscles de la patte d'oie. Ce sont les incisions
de décharge d'OLLIER[1] et les incisions de KAUFFMANN[2].

Cette combinaison des quatre incisions est très souvent accompagnée de l'ouverture du cul-de-sac sous-
quadricipital au-dessus de la rotule.

C'est donc, comme on le voit, le désir de favoriser
au maximum l'écoulement des liquides — toujours
difficile — qui a constamment préoccupé les chirurgiens. Il est sans conteste que les grandes incisions
antérieures, latérales et postérieures, ont toutes une
propension marquée à voir leurs bords s'accoler,
puisqu'elles sont dirigées suivant l'axe même du membre, et en outre les muscles extenseurs de la jambe, par
leur traction, adossent les deux lèvres de la plaie. Il faudra donc, dans *ces larges incisions*, concentrer tout son
effort pour maintenir les bords de celles-ci béants et
empêcher ainsi la diffusion, particulièrement facile, des
germes dans le tissu cellulaire et les interstices mus-
culo-aponévrotiques.

On atteint ce double but en étalant la synoviale

[1] KAUFMANN, Die Drainage des Kniegelenkes (*Corresp. Blatt.
Schweiz., Aertze* 1885, p. 561).

[2] OLLIER, Résections des grandes articulations, Paris, t. 3, p. 235,
1895.

épaissie et en l'attirant au dehors pour la fixer directement à la peau. Cette nouveauté a été instaurée par
M. Tixier dans son service à l'Hôtel-Dieu. Aussi est-ce
cette dernière que nous étudierons dans les lignes qui
suivront.

LES INDICATIONS DE L'ARTHROTOMIE

L'arthrite suppurée traumatique du genou étant un abcès à ramifications, il faut, aussi rapidement que possible, l'ouvrir largement et assurer l'évacuation complète du pus.

Déjà SCRIBA [1], (1877) et avant lui — mais timidement — BLOT [2], (1856) recommandaient l'ouverture *large* de toutes les collections purulentes de l'organisme. Le genou en est un cas particulier, mais difficile. On l'ouvre par l'arthrotomie et on le vide par le drainage.

L'ouverture de l'articulation par incisions latérales est de date très ancienne. Si on compulse, en effet, les anciennes publications et les vieux mémoires, on est étonné de voir que déjà, bien avant l'époque révolutionnaire, on « ouvrait les genoux dans les cas de fluxion ». Citons pour mémoire, Ambroise PARÉ (1580), « qui enleva d'un genouïl un corps étranger gros comme une amande ». Ceci nous paraît étonnant à cette époque où la propreté ne remplaçait pas toujours l'antisepsie. GUILLERMEAU (1610) qui recommande « d'ouvrir les joinctures... avant leur parfaite maturité... pour qu'il

[1] SCRIBA, *Berliner. Klinisch. Wochenschr.*, 1877, n° 32, p. 460.

[2] BLOT, De l'arthrite suppurée et de sa guérison possible avec conservation des mouvements *(Archiv. génér. de Méd.,* 1856, t. VII, p. 561).

ne s'y fasse pas grande pourriture » GILLES DELATOU-
RETTE[1] (1785), GUINCOURT[2] (1810).

En 1856, BLOT[3] traite les arthrites suppurées par de
larges ouvertures allant jusque dans l'articulation. Ses
judicieux préceptes cependant, n'eurent que peu
d'échos. CHASSAIGNAC[4] (1859) recommande le drainage
après l'ouverture de l'abcès.

Mais depuis que LISTER[5] (1871), NUNN[6] (1871),
SCHEDE[7] (1877), LUCAS-CHAMPIONNIÈRE[8] (1877) eurent
fait leurs premières arthrotomies, depuis que dans son
important mémoire Eugène BOECKEL[9], après avoir
judicieusement commenté les travaux de SCRIBA, en
adoptait les conclusions, l'ouverture de toutes les join-
tures suppurées — et en particulier celle du genou —
est devenue une pratique courante. JALAGUIER[10] (1886),
dans son lumineux mémoire, en a réuni 102 cas.

---

[1] GILLES DELATOURETTE, Sur les abcès qui se forment aux environs
des articulations ou sur les articulations *(Journal. de Méd. Chirurg.
et Pharm.*, 1785, t. LXIV, p. 631).

[2] GUINCOURT, Sur les collections aqueuses ou purulentes ayant
leur siège soit dans l'articulation du genou, soit dans les parties
avoisinantes *(Journ. de Méd., Chirurg. et Pharm.*, 1810, t. XIX,
p. 267).

[3] BLOT, *Archiv. génér. de Méd.*, 1856, p. 569.

[4] CHASSAIGNAC, *Traité pratique de la Suppuration et du Drainage
chirurgical*, 1859, t. II, p. 743.

[5] LISTER, *British medic. Journal*, 1871, p. 232.

[6] NUNN, *British medic. Journal*, 1871, p. 110.

[7] SCHEDE, *Centralblatt f. Chirürgie*, 1877, n° 42.

[8] LUCAS-CHAMPIONNIÈRE, *Chirurgie antiseptique*, Paris, 300 pages.

[9] Eugène BOECKEL, De l'arthrotomie antiseptique et de ses indications *(Gazette Médic. de Strasbourg*, 1877, p. 109).

Eugène BOECKEL, L'arthrotomie antiseptique *(Gazette Médic. des
Hôpitaux*, 1881, p. 1206).

[10] JALAGUIER, *De l'arthrotomie* (th. d'agrégation de médecine, 1886).

Ainsi que nous l'avons signalé dans nos considérations d'ensemble, la résection du genou est un pis-aller que l'on doit autant que faire se peut, éviter, car souvent elle est le prélude de l'amputation.

Le véritable traitement de l'arthrite suppurée du genou, lorsque l'amputation immédiate ne s'impose pas par l'étendue des désordres locaux (du côté des artères, des veines, des nerfs, des os) ou par un état général, particulièrement grave pour la vie du blessé, le meilleur mode d'intervention chirurgicale c'est l'arthrotomie.

Cette dernière doit être *précoce* et exécutée dès que le blessé est arrivé dans une formation où il pourra séjourner longtemps et être suivi *de près par le chirurgien* qui aura exécuté l'opération.

L'arthrotomie est donc une OPÉRATION DE L'ARRIÈRE.

Le malade devra faire un long séjour dans l'endroit où il est hospitalisé, car l'*immobilisation* de l'articulation ouverte, ainsi que le maintien permanent du membre en *position élevée* faisant 45 degrés avec le plan du lit, sont des facteurs de réussite.

L'opéré sera *surveillé* de près, afin de voir les variations de la température, et les pansements seront faits le plus *rarement* possible ; cette dernière condition surtout est indispensable.

Il faudra débrider largement et méthodiquement, alors même que le projectile n'aura produit qu'une légère ouverture ou qu'un drainage plus ou moins chirurgical aura été exécuté. On est quelquefois victime d'une apparence trompeuse, car dans bien des cas, il y a absence de fièvre, de douleurs vives, et pendant ce temps, insidieusement, des destructions des cartilages se produisent, des fusées purulentes s'établissent. En outre des corps étrangers (débris **vestimentaires, fragments ligneux, terre, pierres**) peuvent être oubliés et seront la cause d'une suppuration persistante qui deviendra un jour très dommageable pour l'état de santé du malade.

L'arthrotomie sera donc exécutée copieusement, sans arrière-pensée des cicatrices qui pourront se former ultérieurement; c'est de la chirurgie à ciel ouvert.

Si des fusées purulentes existaient auparavant soit en arrière, dans le mollet, soit vers les parties latérales, soit vers la cuisse, il faudrait évidemment ajouter, à cette manière de pratiquer l'arthrotomie, les drainages prescrits en pareils cas.

En chirurgie, il ne faut pas être absolu, il faut être éclectique et adapter son jugement à chaque cas.

Maintenant, voyons rapidement comment on pratique l'arthrotomie en général, comment on peut l'améliorer et quels sont ses avantages et ses résultats.

MANUEL OPÉRATOIRE DE L'ARTHROTOMIE
ET DE L'ARTHROSTOMIE

I. — ARTHROTOMIES CLASSIQUES

Manuel opératoire des auteurs classiques.

Le procédé couramment employé est l'arthrotomie latérale, qui consiste à mener deux incisions, longues chacune de 10 centimètres environ, sur les côtés de la rotule et au-devant des ligaments latéraux. Ces incisions intéressent la synoviale dans toute sa hauteur.

Certains opérateurs, voulant atteindre plus sûrement les parties déclives de l'articulation, pratiquent sur la face postérieure, en dehors et en dedans du genou, deux contre-ouvertures : l'une sera faite entre les muscles de la patte d'oie ; l'autre, en avant du tendon du muscle biceps.

Ce sont les incisions latérales du procédé de KAUF-MANN[1] et les incisions de décharge qu'OLLIER[2] utilisait dans les résections du genou.

Cette combinaison de l'arthrotomie latérale avec les incisions postérieures a été chaudement recom-

---

[1] KAUFMANN, « Drainage des Kniegelenks » *(Correspondenz Blatt für Schweizer Aertze*, 1885, t. XV, p. 561).

[2] OLLIER, *Des résections des grandes articulations*, Paris, 1895.

mandée par Ollier et, aujourd'hui, la plupart des auteurs partagent cet avis. Gangolphe[1] et Patel[2] la recommandent dans leurs livres et conseillent d'y adjoindre l'ouverture du cul-de-sac sous-quadricipital. Donc en tout, cinq incisions.

Le drainage poplité est généralement proscrit aujourd'hui en raison des dangers d'ulcération des vaisseaux du creux (Chassaignac[3], Berger[4], Richet, Mori).

Les auteurs recommandent aussi une hémostase soignée des ouvertures ainsi pratiquées (Laurent[5], Championnière[6], etc.). Le sang épanché constitue, en effet, un excellent milieu de culture pour les espèces microbiennes de la suppuration.

Un certain nombre de chirurgiens préconisent la suture étagée des lèvres des incisions et cela n'est pas sans surprendre, puisque nous verrons plus loin qu'il faut un drainage large.

Ainsi, Lucas Championnière, dans son ouvrage sur *la Chirurgie antiseptique*, s'exprime de la façon suivante : « *Les sutures seront exactes ;* elles comprendront autant que possible tous les tissus et la séreuse, et seront, par conséquent, un peu difficiles à placer. »

---

[1] Gangolphe, *Précis des opérations d'urgence* (Collection Testut, Paris, Doin, 1901).

[2] Patel, *Précis de Chirurgie journalière* (Collection Testut).

[3] Chassaignac, *De la suppuration et du drainage chirurgical*, Paris, 1859.

[4] Berger, *Cul-de-sac sous-tricipital du genou* (thèse de médec., Paris, 1873).

Berger, cité *in* thèse de Jalaguier, 1886.

[5] O. Laurent, *Clinique chirurgicale*, p. 1166.

[6] Lucas Championnière, *Chirurgie antiseptique et pansement de Lister*, Paris, Baillière, 1880, 300 pages.

— 56 —

En outre, cet auteur panse sans faire d'immobilisation de la jointure.

A lire les observations de CHAMPIONNIÈRE, on voit qu'il s'agit de la suture en masse des tissus et de la recherche d'un drainage aussi parfait que possible ; en outre, on voit qu'il avait affaire a des arthrites suppurées fermées, plus faciles à traiter que celles de la chirurgie actuelle.

Plus récemment encore, un chirugien suisse, KAUF-MANN[1], dont les incisions d'arthrotomie ont été en honneur, *suture les lèvres synoviales et cutanées de la plaie.*

JALAGUIER[2] dit, à propos de la suture dans l'arthrotomie :

« Les divers travaux sont muets sur ce qui a trait à l'opportunité de la suture après l'arthrotomie (SCHEDE[3], SCRIBA[4], BERGEHOLD, NICOLAS[5]). LUCAS-CHAMPIONNIÈRE[6] et LISTER[7] suturent et drainent avec soin et relatent des résultats accompagnés d'articulations mobiles (thèse de MARCHANDÉ[8]). »

---

[1] KAUFMANN, Die Drainage des Kniegelenkes (*Correspondenz Blatt für Schweizer Aertze*, 1885, p. 561). « *Den hinten Rand des Gelenkkapselschnittes sowie die Oeffnung in der Bursa poplitea fixirt man mittelst je einer Katgutnaht mit dem entschprechenden Hautrande.* »

[2] JALAGUIER, *De l'arthrotomie* (thèse d'agrégation, Paris, 1886).

[3] SCHEDE, *Centralblatt f. Chirurgie*, 1877, n° 42.

[4] SCRIBA, *Berliner klinisch. Wochenschrift*, 1877, n° 32, p. 460.

[5] NICOLAS A., *Contribution à l'étude de l'arthrotomie antiseptique* (thèse de médecine, Nancy, 1883).

[6] LUCAS-CHAMPIONNIÈRE, *Chirurgie antiseptique et pansement de Lister*, 1877.

[7] LISTER, *British med. Journal*, 1871, p. 233.

[8] MARCHANDÉ, *Du pansement des arthrites suppurées par l'ouverture et le pansement antiseptique* (thèse de méd., Paris, 1879).

Bergmann[1], après avoir largement ouvert l'articulation, eut l'idée singulière, quatre jours après, de suturer secondairement les incisions, mais des accidents graves l'obligèrent à désunir les ligatures.

Des accidents analogues sont arrivés à Weiss[2] de Nancy.

Panas, à Lariboisière, et Poinsot, à Bordeaux, qui avaient fermé les incisions après avoir placé les drains, ont eu à combattre de graves phénomènes de rétention.

Nicaise[3], de son côté, a eu des déboires lorsqu'il voulut employer la suture dans l'arthrotomie.

Signalons, enfin, les observations étonnantes d'un chirurgien italien, Mori[4], qui n'eut pas à se repentir d'avoir établi deux plans de sutures sans drainages.

Nous nous abstiendrons de conclure.

II. — ARTHROSTOMIE

Manuel opératoire.

PRÉPARATION DE LA RÉGION

La région sera savonnée et rasée de la partie moyenne de la jambe à la partie moyenne de la cuisse ; puis décapée à l'éther.

---

[1] Bergmann, *Petersburgisch Mediz. Wochenschrift*, 1885, n° 35.

[2] Weiss, *Mélanges de clinique chirurgicale*, 1883, p, 144.

[3] Nicaise, Arthrite suppurée du genou et cul-de-sac sous-tricipital (*Revue mensuelle Médec. et Chirurgie*, novembre 1878).

[4] Mori, Sul trattamento delle sinoviti acute (*Gazetta medec. italo-lombard*, 1885, n°ˢ 29 et 33).

Enfin, on désinfecte par un long badigeonnage à la teinture d'iode.

Le malade est couché sur le dos, le membre étendu.

TECHNIQUE DE L'OPÉRATION

Incisions latérales. — On fait deux incisions latérales, l'une interne, l'autre externe, longues de 10 à

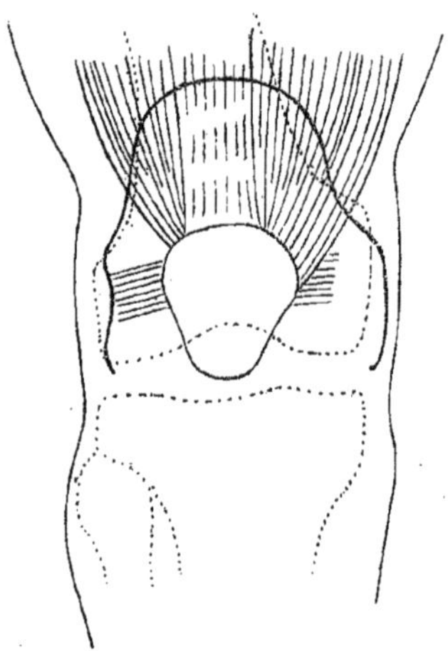

Vue antérieure du genou.
Limites approximatives du cul-de-sac sous-quadricipital.
On remarquera l'étalement sous les expansions aponévrotiques
des deux vastes.

12 centimètres, dirigées, suivant l'axe du membre, à 1 centimètre de la rotule. Elles descendent au-dessous du niveau de la pointe de la rotule et remontent très haut au-dessus de la base de cet os. (Voir partie anatomique.)

Ces incisions n'intéressent aucun organe important et on doit inciser sans crainte jusqu'à la synoviale.

On rencontre successivement la peau, le tissu conjonctif infiltré, les expansions aponévrotiques des vastes et la synoviale. Les gros vaisseaux sont situés à environ cinq travers de doigt au-dessous.

En haut, l'incision doit entamer le bord inférieur des muscles vastes interne et externe, surtout du côté interne. Quelques artères musculaires sont toujours sectionnées, mais il ne faut pas s'inquiéter de l'hémorragie. On tombe sur les bords latéraux du cul-de-sac sous-quadricipital ; souvent nous nous servons de la brèche faite par le projectile lorsqu'elle siège sur le côté de l'articulation.

Incision sus-rotulienne du cul-de-sac sous-quadricipital. — Rien de plus simple que d'aborder ce cul-de-sac. Il n'y a pas d'organes importants à craindre dans son voisinage direct, pas de parties essentielles de l'articulation à compromettre ; il s'agit d'une simple boutonnière à pratiquer.

Le bistouri traversera couche par couche la peau, le tissu conjonctif sous-cutané, l'aponévrose fémorale, le tendon du quadriceps et la synoviale.

Cette incision médiane pratiquée dans le sens des fibres a généralement une longueur de deux travers de doigt et sera menée jusqu'à un travers de doigt du bord supérieur de la rotule.

Exploration au doigt de l'articulation et nettoyage du foyer. — L'articulation étant ouverte, le doigt est

introduit dans l'articulation. Cette manœuvre facilite
la sortie des grumeaux, des caillots, des débris spha-
céliques, et permet de reconnaître la présence éven-
tuelle d'un corps étranger, d'une esquille, d'une fracture, d'un débris vestimentaire. Il ne faudra donc
jamais la négliger. Tous les recoins seront explorés ; on
en profitera pour évacuer les caillots sanguins ou fibrineux et les fausses membranes dues à l'inflammation.
Après cette mise « *au net* », on procède au lavage avec
de l'eau oxygénée à cinq volumes et on tamponne
convenablement.

Bordage des lèvres des incisions. — Les pinces

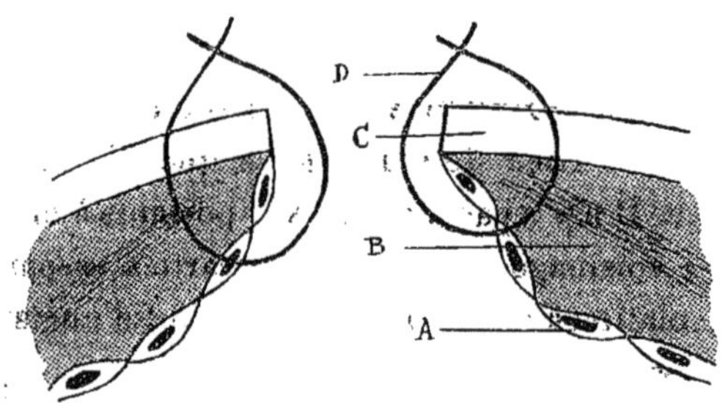

Schéma du bordage séro-cutané.
A, Membrane synoviale.
B, Tissu conjonctivo-aponévrotique.
C, Surface cutanée.
D, Un point de surjet.

hémostatiques enlevées, on pratique la suture à la
peau de la synoviale épaissie ; celle-ci se fait sur chacune
des lèvres par un surjet au catgut n° 1 et suivant la
technique habituelle. L'orifice est alors largement
béant et offre l'aspect d'un entonnoir gaufré ou de
l'ouverture d'une blague à tabac.

Drainage. — Les drains utilisés seront volumineux.

Au moyen d'une pince-longuette courbe, nous plaçons généralement deux gros drains descendant dans la cavité articulaire par l'orifice sus-rotulien et sortant, l'un par la *bouche* latérale externe, l'autre par la *bouche* latérale interne. Ils seront fixés au moyen d'épingles de sûreté et on terminera par une désinfection à l'éther anesthésique.

Dans les plaies très infectées, il nous est arrivé de faire un badigeonnage à la teinture d'iode.

Note. — Nous ne faisons que très rarement les deux contre-ouvertures postérieures de décharge ; le drainage établi et la position élevée de membre sont généralement suffisants.

Soins consécutifs à l'arthrostomie. — 1° On fera un gros pansement ouaté avec des corps balsamiques (huile goménolée, baume du Pérou) qu'on laissera le plus longtemps possible en place.

2° On immobilisera le membre dans une gouttière métallique.

3° On mettra la jambe en position élevée permanente au moyen, soit d'une pile de coussins, soit de bandes fixées aux montants du lit, comme le conseillait déjà Jaboulay.

Beaucoup d'auteurs admettent qu'il faut panser fréquemment (deux fois par jour; une fois par jour). Tel n'est point notre avis, car à chaque renouvellement du pansement, on réveille les foyers de suppuration, et on constate une nouvelle poussée fébrile,

ainsi que l'attestent les feuilles de température (observation III). Les pansements seront laissés quinze, vingt
jours, un mois.

Remarque. — Nous n'enlèverons le pansement, à une
date rapprochée de l'opération, que dans les cas où il
y aurait beaucoup de fièvre et des signes de rétention.

Il n'est pas indifférent de prolonger le séjour des
drains dans l'articulation. On les enlève dès que l'écoulement se tarit ou s'améliore comme qualité.

AVANTAGES ET INCONVÉNIENTS
DE L'ARTHROSTOMIE

AVANTAGES

Voyons les avantages de ce nouveau procédé. Ce sont :

1. L'étalement des incisions ;
2. Le drainage parfait ;
3. Les fusées et les décollements qui sont évités ;
4. L'hémostase parfaite.

1° *Les incisions sont étalées* et largement *béantes ;* elles assurent une communication plus sûre avec l'intérieur et permettent une détersion plus complète. C'est un trou au lieu d'une fente.

Cette ouverture n'a aucune tendance naturelle à se fermer, comme c'est le fait dans le cas de l'incision ordinaire.

2° Le *drainage* est facilité par cette bouche articulaire toujours ouverte. Les drains ont leur libre jeu.

3° Il évite les *fusées purulentes* et les décollements dans les régions voisines ou à distance, lesquels sont fréquents dans les arthrites traumatiques par éclats d'obus, ainsi que dans l'arthrite ordinaire *suppurée* classique.

Nous avons déjà vu que ces fusées progressaient généralement suivant trois directions :

En arrière, vers le creux poplité ;

En haut, vers l'aine ou la fesse ;

En bas, vers le mollet.

4° Enfin, l'*hémostase* réalisée est parfaite.

Les artères musculaires qui ont été sectionnées s'arrêtent de saigner dès qu'elles sont prises dans le surjet.

Donc, pas de sang épanché dans l'articulation qui favorise les cultures microbiennes ; par conséquent, pas de nécessité de changer trop tôt les pièces de pansement.

Voyons, s'il existe des contre-indications à ce procédé.

INCONVÉNIENTS POSSIBLES

D'abord, y a-t-il des inconvénients ?

A priori, on pourrait croire que la suture au surjet qui limite un orifice séro-cutané puisse empêcher la plaie de se combler, par la formation ultérieure d'une fistule, et que ce serait là un inconvénient sérieux apporté à la guérison. Il n'en est rien, ainsi que nous l'avons constaté.

Les sutures qui sont faites au catgut sont résorbées en l'espace de quinze jours, et alors l'occlusion de la plaie, puis la cicatrisation se produisent normalement,

Cette dernière a lieu peut-être un peu plus lentement que lorsque les lèvres des incisions sont affrontées exactement.

Comme dans tout trajet fistuleux, l'orifice est obturé par un gros bourgeon charnu, d'ailleurs vite réprimé par la cautérisation.

Mais, de rester longtemps béant, c'est plutôt un avantage pour l'articulation, car la détersion se fait complètement et la séreuse a le temps de se vider progressivement.

Mais, puisque cette béance prolongée du trajet retarde la cicatrisation, et comme il s'agit ici d'une articulation essentiellement mobile, il est logique d'admettre qu'elle puisse nuire au retour fonctionnel de la motilité du membre. En fait, ce n'est pas toujours exact, — car nous avons vu revenir les mouvements de la jointure, après plusieurs mois d'immobilisation (exemple dans les fractures de cuisse), et, d'autre part, il faut considérer que nous avons affaire à de la chirurgie de guerre, c'est-à-dire *grave,* où l'ankylose d'un membre n'est que secondaire, car, dans les arthrites traumatiques du genou, nous cherchons le procédé sauvant le blessé de l'amputation, puisque la résection ne donne que peu de chose dans ces cas difficiles.

Il y a cependant un inconvénient sérieux, c'est la position élevée permanente du membre, faisant un angle de 45 degrés, avec le plan du lit. Cette dernière disposition est particulièrement pénible à supporter par le malade, mais elle a le grand avantage de ne pas gêner la circulation de retour (les œdèmes disparaissent).

Les partisans de la résection à outrance pourraient nous objecter que la résection pratiquée d'emblée — résection précoce — au moment même où apparaissent les symptômes d'arthrite, serait susceptible de donner de bons résultats, meilleurs toutefois que ceux que peut donner la résection secondaire à l'arthrostomie. Mais c'est justement par l'expérience acquise dans la chirurgie civile — et qui avait montré que la résection primitive était mauvaise, dans des cas bien moins dangereux que ceux que nous fournit la chirurgie de guerre — que nous avons abandonné cette conduite thérapeutique.

RÉSULTATS DE L'ARTHROSTOMIE

Nous les considérerons au triple point de vue :

1° *Quoad vitam;*
2° De la rapidité de la guérison ;
3° De la fonction du membre blessé.

Jadis l'arthrite traumatique ne se terminait que rarement par la résolution. Le gonflement envahissait progressivement le tissu conjonctif du membre, les douleurs devenaient excruciantes, la température présentait des ascensions brusques en clochers et finalement des frissons irréguliers annonçaient la septico-pyohémie.

Nous n'avons pas perdu de blessés par infection suraiguë, bien que l'amputation fût souvent pratiquée dans des conditions très défavorables (lésions osseuses).

La rapidité et le mode de guérison sont évidemment subordonnés, à la variété clinique et anatomo-pathologique du processus articulaire et aussi à la gravité de l'infection causale.

C'est ce qu'exprimait déjà GANGOLPHE[1] en 1908 : « il est bien certain qu'il existe les différences les plus

[1] GANGOLPHE, *Bulletin de la Société de Chirurgie de Lyon*, 1908, p. 363.

grandes dans la virulence de l'arthrite, la résistance du sujet et la date plus ou moins rapide de l'opération ».

Dans les cas observés, nous avons eu affaire généralement à des jeunes gens de constitution robuste, quoique déprimés par la fatigue, le surmenage et un commencement d'infection.

La guérison de l'arthrite suppurée simple se fait rapidement, sans que les bords de la plaie apparaissent infiltrés, violâtres, bourgeonnants.

Un fait aussi se dégage avec netteté : c'est l'influence — grave au point de vue conservation du membre, — des lésions osseuses sous-jacentes.

Ces dernières paraissent surtout graves quand elles siègent sur le bulbe du tibia ; sur les condyles fémoraux, les phénomènes paraissent en général moins inquiétants (observations VII et VIII) et dépendent beaucoup également de l'étendue des lésions (observations de Lenoir et observation XII), où il y avait une pulvérisation du condyle interne.

Nous avons, à l'heure actuelle, quatre cas avec lésions osseuses en traitement, deux depuis deux mois, un depuis un mois, et un depuis quinze jours.

Dans les cas où l'arthrotomie est incapable d'enrayer les accidents généraux graves, lorsque la suppuration persiste dans la jointure et que la stagnation partielle du pus dans le tissu osseux n'est point supprimée ; lorsque de l'ostéomyélite se déclare et que l'intoxication générale de l'organisme s'aggrave, le malade doit subir l'amputation ; sinon, on risque de le perdre.

Dans les amputations de cuisse que nous avons pratiquées depuis la guerre, nous avons constamment trouvé des lésions osseuses sous-jacentes à la blessure, lésions qui, cliniquement quelquefois, étaient indécelables (observation VI).

Plusieurs fois nous avons essayé de nous rendre compte si après une arthrotomie infructueuse avec lésions osseuses, la résection du genou donnerait de meilleurs résultats et nous permettrait de sauver le membre de l'amputation.

Nous devons avouer nos insuccès dans cette voie. D'ailleurs, la lecture des observations publiées depuis le début de la guerre confirme pleinement les réticences que formulait jadis OLLIER au sujet des maigres résultats fournis par la résection du genou.

Les arthrites que nous avons traitées étant très graves, nous n'avons pu constater, au point de vue fonctionnel, que des résultats immédiats, c'est-à-dire après quelques mois seulement; toutes ont guéri rapidement lorsqu'elles n'étaient pas accompagnées par des *lésions osseuses articulaires*.

BÉRARD[1] a obtenu avec l'arthrotomie simple des résultats fonctionnels dans les arthrites suppurées « qu'il attribue peut-être plus au traitement consécutif (massage, électrisation…) et au zèle avec lequel l'opéré s'y prête, que de la technique même de l'arthrotomie ». Cependant, dans un cas, cet auteur cite qu'il a vu « une grosse fusée purulente dans le creux poplité et à la face

[1] BÉRARD, *Bulletin de la Société de Chirurgie de Lyon*, 1908, p. 365.

postéro-supérieure de la jambe qui nécessita un drainage postérieur de l'articulation » et que le traitement dura onze mois.

Quand on n'intervient pas trop tardivement, les mouvements articulaires reviennent peu à peu ((observation I), d'autres fois, l'ankylose est complète (observation III). Mais qu'est-ce qu'une ankylose ou une raideur articulaire devant l'amputation d'une cuisse ! !

RESUMÉ DES OBSERVATIONS

Nos	NOMS	AGE	DATE DE LA BLESSURE	DIAGNOSTIC	DATE DE L'INTERVENTION	NATURE DE L'OPÉRATION	RÉSULTATS
1	V... Jean . .	32 ans	31 août 1914	Fracture de cuisse . . .	10 mars 1915	Arthrostomie	Guérison.
2	D... Antoine.	23 ans	4 sept. 1914	Plaie articulaire sous-rotu-lienne	7 septembre 1914	Arthrostomie	Guérison.
3	B... Alexis .	27 ans	22 sept. 1914	Large plaie mollet et cuisse.	27 janvier 1915	Arthrostomie	Guérison.
4	M... Emile .	22 ans	25 sept. 1914	Arthrite suppurée et lésions osseuses	29 septembre 1914	Arthrotomie	Amputation le 10 octobre 1914.
5	B... Joseph .	33 ans	23 sept. 1914	Arthrite suppurée et lésions osseuses	7 octobre 1914	Arthrostomie	Amputation le 14 octobre 1914.
6	M... Augustin	33 ans	20 déc. 1914	Vaste plaie de la cuisse . .	14 janvier 1915	Arthrostomie	Amputation le 21 janvier 1915 (l'autopsie montre une longue fissure articulaire).
7	M... Antoine.	25 ans	11 mai 1915	Arthrite suppurée et fracture bicondylienne. . .	14 mai 1915	Arthrostomie	En bonne voie jusqu'à ce jour.
8	T... Gustave.	35 ans	14 juin 1915	Arthrite suppurée et fracture unicondylienne . .	19 juin 1915	Arthrostomie	En bonne voie jusqu'à ce jour.
9	O... Auguste.	23 ans	20 juin 1915	Arthrite suppurée	24 juin 1915	Arthrostomie	En bonne voie jusqu'à ce jour.
10	M... Jules	25 ans	20 mars 1915	Arthrite suppurée avec lésions ossseuses	15 avril 1915	Arthrostomie	Mort (non surveillé par l'opérateur).
11	F... Joseph .	36 ans	19 déc. 1914	Arthrite suppurée avec fracture du tibia	24 décembre 1914	Arthrotomie	Amputation le 6 janvier 1915.
12	D .. Louis	21 ans	4 mai 1915	Arthrite suppurée ancienne avec éclatement d'un condyle	28 juin 1914	Arthrostom. atypique	4 juillet, drainage postérieur; le 10 juillet, résection puis amputation.

CONCLUSIONS

I. — Les arthrites suppurées du genou consécutives
aux blessures de guerre présentent encore, à l'heure
actuelle, une gravité toute particulière.

II. — La résection, qui constitue pour les autres
articulations un moyen merveilleux de drainage permettant la conservation à outrance, donne le plus souvent de mauvais résultats quand il s'agit du genou.

III. — C'est l'arthrotomie simple qui constitue la
véritable méthode de drainage en conservant au maximum et la vie du blessé et la fonction.

IV. — Tous les procédés susceptibles d'améliorer
l'arthrotomie doivent être recherchés ; c'est dans cet
ordre d'idées que nous préconisons l'arthrostomie du
genou.

V. — L'artrostomie du genou consiste essentiellement, après avoir pratiqué les incisions classiques de
l'arthrotomie (OLLIER), à suturer directement la synoviale aux lèvres cutanées de ces incisions.

. VI. — Les avantages de ce procédé sont : l'hémostase parfaite et immédiate ; l'étalement en surface de
la synoviale suppurante ; l'impossibilité au pus de
fuser ultérieurement dans le tissu cellulaire voisin et
les interstices musculaires.

VII. — L'arthrostomie sera combinée à l'élévation
permanente du membre à 45 degrés, suivant les indications de JABOULAY, et aux pansements rares.

Elle donnera d'excellents résultats dans les cas d'arthrite suppurée ouverte simple sans complications
osseuses, mais sera souvent insuffisante quand il exis-
tera des lésions du squelette et devra alors de suite
céder le pas à l'amputation.

TABLE DES MATIÈRES

Lyon. — Imprimerie A. Rey. — 69903